CONTRACTILITÉ ET RÉTRACTILITÉ

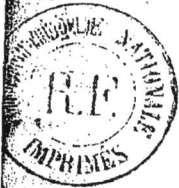

DE L'UTÉRUS.

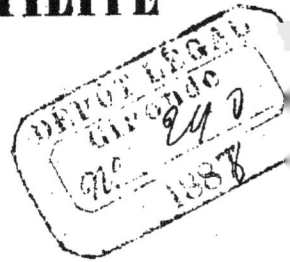

DES TRANCHÉES

ET LEUR TRAITEMENT PAR L'ANTIPYRINE

Par le Dr Maurice RIVIÈRE

Ancien chef de Clinique obstétricale à la Faculté de Médecine de Bordeaux

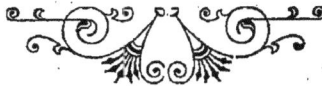

BORDEAUX

IMPRIMERIE BONNARD

91, Rue Porte-Dijeaux, 91

—

1888

CONTRACTILITÉ ET RÉTRACTILITÉ

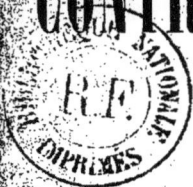

DE L'UTÉRUS.

DES TRANCHÉES

ET LEUR TRAITEMENT PAR L'ANTIPYRINE

Par le Dr Maurice RIVIÈRE

Ancien chef de Clinique obstétricale à la Faculté de Médecine de Bordeaux

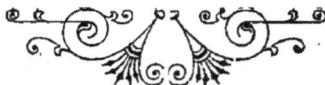

BORDEAUX

IMPRIMERIE BONNARD

91, Rue Porte-Dijeaux, 91

—

1888

CONTRACTILITÉ ET RÉTRACTILITÉ

DE L'UTÉRUS.

DES TRANCHEES ET LEUR TRAITEMENT PAR L'ANTIPYRINE

Par le Docteur RIVIÈRE

Ancien chef de Clinique obstétricale à la Faculté de Médecine de Bordeaux.

I

Au nombre des propriétés de la fibre musculaire utérine, les plus importantes sont assurément l'extensibilité, la rétractilité et la contractilité.

« C'est grâce à leur souplesse et à *leur extensibilité* (Tarnier) (1) que les parois utérines se laissent distendre par l'œuf jusqu'au terme de la gestation ». Les cavités à parois musculeuses, telles que l'estomac, les oreillettes du cœur, mettent fort à profit, pour se laisser dilater, cette précieuse propriété, mais aucune autant que l'uterus.

Cette extensibilité de l'uterus est du reste éminemment variable, non seulement d'une femme à l'autre, mais chez la même femme, dans des grossesse successives ; c'est grâce à elle que l'utérus peut acquérir des dimensions exagérées dans les grossesses gémellaires et dans les grossesses avec hydramnios, après

(1) Tarnier, Traité. T. I, p. 226.

avoir subi, lors d'une précédente gestation, une distension bien moindre.

La retractilité, au contraire, est une propriété en vertu de laquelle les parois de la matrice tendent incessamment à revenir sur elles-mêmes (Tarnier).

La rétractilité est, on peut le dire, antagoniste de l'extensibilité; c'est le retour spontané, presque passif, à la normale, l'extensibilité étant une véritable déviation de la normale. Telle une lame de caoutchouc, tiraillée en sens opposés, acquiert, grâce à son extensibilité, une longueur plus grande, mais tend sans cesse, par la seule rétractilité de son tissu, à revenir sur elle-même. La rétractilité est donc une propriété permanente de la fibre utérine, propriété qui persiste même après la mort. Osiander ayant, en effet, pratiqué l'opération césarienne *post mortem*, trouva néanmoins, le lendemain, la matrice aussi rétractée que chez une nouvelle accouchée. On a même signalé des observations d'accouchements spontanés *post mortem*, par les voies naturelles.

Ces deux propriétés, extensibilité et rétractilité, ne sont autre chose que les deux formes antagonistes d'une propriété plus générale de la fibre musculaire, *l'élasticité*, cette propriété qu'ont certains corps de se laisser écarter de leur forme primitive et d'y revenir dès que cesse d'agir la cause mécanique qui les déformait.

C'est là, du reste, une propriété commune à tous les muscles, aussi bien ceux de la vie organique que ceux de la vie de relation.

Lorsqu'on sectionne un muscle quelconque, le biceps, par exemple, au niveau de son insertion à l'avant-bras, il se raccourcit aussitôt, lors même qu'il est déjà en état de relâchement fonctionnel; il ne tend plus alors à s'allonger spontanément.

Ce raccourcissement ne saurait être mis entièrement sur le compte de la contractilité, car, s'il en était ainsi, il ne pourrait être permanent; la contraction étant essentiellement intermittente, la fatigue du muscle en amènerait rapidement le relâchement.

Il serait certainement excessif de faire de cette propriété rétractile du tissu musculaire une propriété purement physique, au même degré que l'élasticité des ligaments jaunes, qui persiste indéfiniment après la mort, puisqu'il suffit, même après des sications, d'imbiber d'eau ces ligaments, pour qu'aussitôt ils redeviennent parfaitement élastiques. Cette rétractilité du muscle dépend, en partie, de la vie, de la nutrition, ou tout au moins de la composition chimique du muscle (Kuss et Duval) (1), composition qui est immédiatement sous l'influence de la vie de cet élément (innervation et circulation.) On ne peut cependant nier que cette propriété ne survive à la mort et ne tienne aussi pour une bonne part à la structure anatomique du tissu.

La rétractilité musculaire, d'une importance secondaire pour les muscles de la vie de relation, en a une tout autre pour ceux de la vie organique.

Pour l'uterus en particulier, c'est cette rétractilité qui permet aux fibres utérines, une fois les membranes rompues et le liquide amniotique plus ou moins complètement évacué, de se raccourcir, de diminuer par suite proportionnellement la capacité utérine et d'empêcher tout vide de s'y produire.

C'est elle encore, lorsque le fœtus et l'arrière faix ont été expulsés, qui empêche toute hémorrhagie; grâce à leur rétractilité, les fibres musculaires se resserrent autour des vaisseaux, dont la lumière est rendue béante par la chute de l'œuf et s'opposent ainsi à tout écoulement sanguin, rendant inutile en général l'intervention de la contraction, qui ne pouvant durer, ne saurait suffire à elle seule pour

(1) Kuss et Duval. Traité de physiologie.

constituer aux vaisseaux des ligatures permanentes efficaces.

Mais la retractilité ne s'exerce pas toujours avec la même puissance.

Chez les primipares, dont la fibre utérine a pour la première fois son extensibilité mise en jeu, la rétractilité, propriété antagoniste, a toute son énergie. Aussi, dès que le fœtus a été expulsé et que la délivrance est terminée, l'utérus revient énergiquement sur lui-même, il se rétracte puissamment et, *s'il ne reste dans l'utérus ni débris placentaire ou cotylédon isolé, ni fragments de membranes, ni caillots,* celui-ci, rétracté, ne donne lieu à aucune hémorrhagie; un calme complet succède aux douleurs de l'accouchement.

Chez la multipare, au contraire, la fibre utérine a déjà été distendue une ou plusieurs fois; sa rétractilité a été plus ou moins souvent mise à l'épreuve, et il se passe pour elle ce qui se produit lorsqu'une vessie de caoutchouc a subi des distensions trop fréquemment répétées; elle ne revient plus aussi bien sur elle-même, sa rétractilité est amoindrie. De même pour l'utérus qui certainement se rétracte d'une façon d'autant moins parfaite que le nombre des grossesses a été plus grand.

Il y a néanmoins, comme pour tous les tissus et organes, des susceptibilités particulières, qui font que tel utérus de multipare peut conserver une puissance rétractile supérieure à celle de certains utérus de primipares.

Donc, chez la primipare elle-même, la rétractilité n'est pas toujours parfaite, et lorsque l'utérus s'est trouvé distendu outre mesure, soit par le fait d'une grossesse gémellaire, soit encore par production exagérée de liquide amniotique dans l'œuf, il se rétracte mal et l'hémostase est imparfaite.

En tous cas, chez la primipare aussi bien que chez

la multipare, la rétractilité ne peut être également puissante dans toutes les parties de l'utérus.

On sait, en effet, par les recherches les plus récentes (voir à ce sujet la thèse du docteur Tournay, de Bruxelles, 1887), que l'utérus, après l'accouchement, peut être divisé en trois régions, le corps proprement dit d'une part, et, d'autre part, le segment inférieur et le col ; ces deux régions, remarquables surtout par l'amincissement et la souplesse de leurs parois, comparés à l'épaississement et à la densité du tissu musculaire du fonds.

La rétractilité ne peut se faire aussi bien dans la partie inférieure de l'utérus, distendue normalement d'une façon exagérée, que dans la partie supérieure ; c'est là, du reste, un fait facile à constater après l'accouchement, aussi bien chez la femme vivante que sur le cadavre.

N'est-ce pas même cette souplesse du segment inférieur et du col qui permet aux caillots d'être facilement expulsés après l'accouchement.

Malgré leur puissance, ces deux propriétés de la fibre musculaire utérine ne sauraient suffire à la tâche que la grossesse impose à l'utérus. L'intervention d'une propriété plus puissante, plus active, est nécessaire. Cette troisième propriété est la contractilité.

La contractilité, propriété la plus importante assurément, de la fibre musculaire utérine « est caractérisée par la faculté que possède l'utérus de se resserrer d'une manière intermittente sur les corps que cet organe renferme, pour les expulser de sa cavité » (Tarnier).

Aussi voit-on cette propriété entrer en jeu, non seulement pendant la grossesse et l'accouchement, mais même dans l'état de non gravidité, dans la dysmenorrhée, par exemple, les caillots ou les débris de muqueuse utérine rendant alors nécessaire son intervention, aussi bien que dans les cas de polypes utérins plus ou moins pédiculés.

Pendant la grossesse, les contractions utérines sont plus manifestes encore, quoique faibles et indolores ; elles ont, du reste, leur utilité pour permettre au fœtus de s'accommoder à la forme de son contenant et de prendre l'attitude qui lui convient le mieux.

Pendant le travail, elles atteignent leur plus grande énergie, puisqu'elles sont alors appelées à jouer le rôle principal dans l'expulsion du produit de la conception à travers la filière génitale.

Mais on les voit aussi survenir après l'accouchement, utiles, dans certains cas, lorsque, par exemple, la rétractilité se faisant mal, il se forme dans l'utérus des caillots qui, comme le sang des règles, les débris de muqueuse utérine, les polypes pédiculés, le fœtus et ses annexes demandent à être chassés au dehors, moins utiles, souvent même nuisibles, dans des circonstances peut-être plus nombreuses encore.

Ces deux propriétés de la fibre utérine, *contractilité et rétractilité*, doivent-elles être confondues, ou sont-elles complètement distinctes l'une de l'autre ? C'est là un point assez difficile à établir et sur lequel on n'est pas d'accord.

Mathews Duncan (1) regarde la rétractilité non pas seulement comme une condition, une manière d'être de la fibre utérine, mais comme une force, qui, pendant la grossesse, ne joue pour ainsi dire qu'un rôle de résistance a la distension, mais dont l'action pendant le travail est absolument nécessaire. Il n'en considère pas moins les deux propriétés comme tout à fait indépendantes, l'une pouvant agir sans l'autre.

D'après Sloan, de Glasgow (2), la rétractilité diffère absolument de la contractilité, car, lorsque l'utérus

(1) Société obst. de Londres, 5 mai 1886.
(2) Société obst. de Londres, 5 mai 1886.

est entièrement débarrassé du produit de la conception, on le trouve, s'il y a des contractions douloureuses, plus petit pendant ces contractions que
lorsqu'il est simplement rétracté.

Hubert (1) est déjà moins formel puisqu'il considère la rétractilité comme un des modes de la contractilité, « la contraction utérine, dit-il, se manifeste
normalement de deux manières : d'une manière
brusque, violente, intermittente et douloureuse, *contractilité organique* ; d'une manière lente, graduée,
indolore et plus ou moins continue, *contractilité de
tissu ou rétractilité* ».

« Ces deux propriété sont loin, cependant, d'être
toujours en rapport l'une de l'autre ou d'exister
au même degré », ce qui indique bien que l'auteur
accepte encore entre elles une certaine indépendance.

Charpentier (2), tout en considérant la rétractilité
et la contractilité comme deux propriétés particulières, spéciales et indépendantes de l'utérus, veut
néanmoins qu'elles soient connexes, au moins dans
les vingt-quatre premières heures des couches. Si,
à cette époque, la rétractilité est une fonction prédo-
minante, la contractilité n'en continue pas moins à
exister pendant les vingt-quatre premières heures et
même plus, chez certaines femmes ; indolores chez
les primipares, constamment douloureuses chez les
multipares.

Mais, pour d'autres auteurs, la rétractilité et la
contractilité sont deux propriétés bien près de se
confondre. En tous cas, elles seraient, dans leur fonc-
tionnement, tellement liées l'une à l'autre, qu'on peut
se demander s'il est possible de les différencier.

Ainsi, pour Galabin (3), la rétractilité n'est
que la contractilité et quelque chose de plus,

(1) Hubert. Traité, T. I, p. 283.
(2) Charpentier. T. I, p. 531.
(3) Galabin. Société obst. de Londres, 5 mai 1886.

car, dans le phénomène de la rétraction, il se produit, comme dans la contraction, du raccourcissement et de l'épaississement de la fibre musculaire, mais raccourcissement et épaississement non suivis de relâchement et d'allongement, lorsque la contraction est passée.

Horrocks (1) va plus loin encore : rétraction pour lui signifie aussi, comme pour Galabin, contraction non suivie de relâchement. Mais si, après l'accouchement, la rétraction se produit, elle est probablement due à l'absence d'une *force suffisante*, propre à la cavité, pour ramener les fibres musculaires à leur longueur normale.

Roper (2) en arrive enfin à rendre les deux propriétés tellement solidaires, qu'il devient bien difficile de les séparer l'une de l'autre.

La rétraction, d'après lui, ne peut en effet survenir sans contraction antécédante ; c'est la contraction persistante de la fibre, après que la contraction active a cessé ; la fibre ne revenant pas à sa longueur primitive reste plus épaisse et, à la fin de la contraction, il n'y a pas retour à l'état originel de relâchement. Roper n'accepte pas, on le voit, de *force d'allongement*, comme le fait Horrocks, mais il insiste sur ce fait que la contraction est la cause de la rétraction, celle-ci ne pouvant entrer en jeu sans une contraction la précédant, tandis que la rétraction ne peut jamais précéder ou causer la contraction.

Il nous paraît, pour notre part, difficilement acceptable de considérer la rétractilité comme absolument dépendante de la contractilité. Ce sont deux phénomènes qui, quoique souvent liés l'un à l'autre, ne peuvent être confondus ni considérés comme deux degrés d'un même état.

(1) Horrocks. Société obst. de Londres, 5 mai 1886.
(2) Roper. Société obst. de Londres, 5 mai 1886.

Nous nous appuierons pour l'établir, sur les considérations suivantes, savoir :

1° Que la contraction n'est pas indispensable pour que la rétraction se produise, celle-ci pouvant survenir sans contraction antécédante;

2° Que la contraction n'est pas toujours suivie de rétraction, le premier de ces phénomènes n'entraînant pas fatalement le second.

1° Lorsque, dans l'intervalle de deux contractions, on rompt doucement les membranes de l'œuf, le liquide amniotique s'écoule au dehors. Il est rare que ce soit en bavant; plus souvent, il est projeté avec plus ou moins de violence; dans le cas d'hydramnios surtout, le liquide peut jaillir à plus d'un mètre hors des parties génitales. Cet écoulement se fait avec une puissance trop grande pour qu'il soit possible d'invoquer l'influence seule de la pesanteur. Il faut donc que le liquide soit animé d'une certaine vitesse; elle ne peut lui être transmise que par une force. Or, la main placée sur le globe utérin pendant cet écoulement ne perçoit aucun durcissement de l'organe, la patiente n'accuse aucune douleur, il n'y a pas en somme de contraction. Seule la rétraction est entrée en jeu et assez puissamment pour chasser au loin le liquide. La rupture des membranes diminuant la tension du contenu de l'œuf, a permis à l'utérus de revenir sur lui-même, de se rétracter et de tendre à reprendre ses dimensions primitives. *La contraction n'a donc pas précédé la rétraction.*

N'est-ce pas même là un procédé classique pour éveiller la contractilité de l'utérus? Lorsqu'il y a hydramnios ou grossesse gemellaire, et que, par suite, la distension des fibres musculaires est exagérée, n'est-il pas indiqué de perforer les membranes ?

Aussitôt, en effet, comme nous venons de le voir, la rétractilité entre en action; l'utérus revient sur lui-même, les fibres musculaires reprennent une

longueur et, par suite, une épaisseur plus normales.
La contraction qui, jusqu'à ce moment, n'avait pu se
faire, ou ne s'ébauchait qu'à peine, sans avoir en tous
cas une puissance suffisante, apparaît à son tour et
devient par suite plus efficace. *La rétraction peut
donc précéder la contraction* et n'est pas toujours,
comme le veulent Roper et Galabin, solidaire de
celle-ci.

2° *La contraction n'est pas toujours d'autre part
suivie de rétraction.* Ainsi, dans les hémorrhagies
de la délivrance, si, par un procédé quelconque, on
arrive à réveiller la contractilité, l'utérus, revenant énergiquement sur lui-même, enserre puissamment les vaisseaux utérins et arrête l'hémorrhagie.
Mais n'est-il pas commun de voir, après quelques
instants, l'hémorrhagie se reproduire, l'utérus deve-
nant mou et flasque? C'est que la rétractilité n'a pu
entrer en jeu et comme la contraction n'est qu'intermittente, dès qu'elle cesse d'agir, les orifices vascu-
laires redeviennent béants et l'hémorrhagie reparaît.
La contraction n'est donc pas fatalement suivie de
rétraction et les deux phénomènes sont alors absolument distincts. Cet accident se produit surtout après
les grossesses avec développement exagéré de l'utérus. Il semble alors que l'extensibilité de la fibre utérine ait été poussée trop loin et que le retour *ad inte-
grum* ne puisse plus se faire.

L'exploration directe de l'utérus *post-partum* vient
encore à l'appui de cette manière de voir.

Après la mort, survenant dans les deux ou trois
premiers jours des couches, on peut diviser l'utérus
en deux parties bien distinctes: l'une, corps proprement dit, épaisse, résistante, rétractée, cette rétraction, nous l'avons vu, pouvant même se produire
après la mort (Osiander); l'autre, extrêmement amin-
cie, souple, flasque, sans aucune consistance, et for-
mée du segment inférieur de l'utérus et du col.

Le toucher, pratiqué chez la femme vivante, quelques heures après la délivrance, donne une sensation absolument analogue. Le corps de l'utérus, bien rétracté, formant au-dessus du détroit supérieur le globe rassurant des auteurs, si l'on pénètre dans le vagin, on constate, au contraire, que le col et le segment inférieur, sans aucune résistance, laissent pénétrer la main. Ces parties, mal rétractées, à cause de la distension extrême qu'elles ont subies et de l'amincissement ou même de la disparition, à ce niveau, de la couche musculaire moyenne, forment bien ce manchon flasque que l'on trouve après la mort, comme suspendu au-dessous du corps.

Dans ces conditions, le corps utérin, non contracté, est puissamment rétracté; le segment inférieur et le col, non contractés aussi, n'ont même pu se rétracter.

Mais si la patiente est sous l'influence de l'ergot, et s'il se produit dans le corps utérin des contractions énergiques, le toucher ne donne plus tout à fait les mêmes sensations. Le col, tout à l'heure si mou, si peu résistant, s'est à son tour contracté, son orifice, plus dur est plus resserré et il faut un certain effort pour pouvoir le pénétrer. La retraction n'est plus alors seule en jeu, l'ergot, agissant aveuglément sur toutes les fibres musculaires de l'organe, a réveillé la contractilité de l'organe tout entier.

Si enfin, la rétraction n'était réellement qu'un phénomène dépendant absolument de la contraction précédente, comment expliquer la douleur qui accompagne la seconde, alors que la première est complètement indolore. Une contraction survient en effet, elle est très vivement perçue par la patiente; la contraction cesse, l'utérus reste rétracté et néanmoins la douleur diminue graduellement pour disparaître bientôt. Le phénomène est des plus nets chez la primipare, car chez elle, après l'accouchement, on peut sentir l'utérus, formant au-dessus du détroit supérieur un

globe dur et bien rétracté, sans que cependant la patiente accuse la moindre souffrance.

Il ne nous paraît donc pas possible de considérer
la rétractilité et la contractilité comme deux propriétés olidaires l'une de l'autre, et ne constituant que
deux manifestations d'un même phénomène. Il est
plus rationnel de penser que ce sont là deux quali-
tés propres de la fibre musculaire utérine, ayant cha-
cune un rôle important à jouer, se prêtant même le
plus souvent un mutuel appui, mais pouvant avoir
aussi une action indépendante.

II

*La contraction utérine est généralement doulou-
reuse.* Elle l'est dans la dysménorrhée, elle l'est encore
dans les cas où elle intervient pour expulser un
polype de l'utérus ou bien lorsqu'un fibrome met
constamment en jeu l'irritabilité propre de la fibre
utérine ; elle l'est surtout pendant le travail, car, bien
exceptionnellement alors, nous le savons, la période
de dilatation est indolore ; elle l'est enfin pendant les
suites de couches : les contractions douloureuses
prennent alors le nom de *tranchées utérines.*

Les tranchées utérines, dit Tarnier (1), sont des
contractions douloureuses et intermittentes dont
l'utérus est le siège, chez certaines femmes, pendant
les trois ou quatre premiers jours qui suivent l'accouchement.

Ces tranchées sont évidemment dûes aux contractions de l'utérus, car, au moment où elles se produisent, la main, placée au-dessus du détroit supérieur,

(1) Tarnier, Traité d'accouchement, t. I, p. 771.

sent nettement cet organe durcir et, se portant en avant, prendre la forme globuleuse qu'il avait pendant le travail. Étant dûes à la contraction de l'utérus, elles reconnaissent pour causes, toutes celles susceptibles, après l'accouchement, de réveiller assez énergiquement la contractilité utérine. Aussi sont-elles beaucoup plus fréquentes chez les multipares que chez les primipares.

Les tranchées utérines sont peu fréquentes *chez les primipares*, parce que, chez elles, la contractilité n'a que rarement l'occasion de se manifester après l'accouchement, au moins avec une certaine énergie.

La retractilité, en effet, ayant encore toute sa puissance, suffit pour assurer le retrait de l'utérus. Et, puisque nous admettons que la rétraction est indépendante de la contraction et n'a pas besoin d'elle pour se manifester, il est évident que la contraction n'aura pas lieu ici d'intervenir et d'entraîner avec elle la douleur qui lui est inhérente.

Si, en tous cas, quelque contraction se produit, elle est si légère alors qu'elle ne peut être douloureuse.

Les tranchées se rencontrent parfois cependant, *même chez les primipares,* mais il faut pour cela que la contraction soit sollicitée par des conditions toutes particulières.

C'est ainsi qu'elles surviennent assez généralement dans les cas où l'accouchement a été extrêmement rapide. Il semble que l'utérus, tout surpris d'avoir si promptement accompli sa tâche, ne peut de sitôt mettre un terme à ses efforts et laisse un certain temps encore les contractions se manifester, bien qu'elles soient devenues inutiles.

Il est commun, d'autre part, de faire prendre à toute femme qui vient d'accoucher, primipare ou multipare du reste, une dose variable de seigle ergoté, dans l'espoir de favoriser le retrait utérin, d'empêcher ainsi toute hémorrhagie et de rendre même plus courte la période d'involution utérine.

Bien qu'une certaine réaction contre cette habitude passée en principe, semble se faire aujourd'hui parmi les accoucheurs, cette méthode n'en est pas moins encore très généralement acceptée ; on use et abuse du seigle. Or, le seigle, dont l'action contractile sur la fibre utérine est manifeste, est souvent cause de contractions utérines énergiques, qui, sans son intervention, ne se seraient très probablement pas produites.

D'où, chez certaines primipares très sensibles à l'action du seigle, des tranchées utérines violentes, qui sont d'autant plus fortes et douloureuses, que la fibre musculaire, non encore épuisée par des grosses antérieures, a mieux conservé son intégrité anatomique et physiologique, et répond plus facilement et plus énergiquement à l'action de cet excitateur.

Chez les multipares, ces mêmes causes. rapidité extrême du travail, emploi inconsidéré du seigle, produisent les mêmes effets.

Nous avions récemment l'occasion d'assister, dans ses sixièmes couches, Mme B... (observation 22) ; l'accouchement, absolument normal, fut terminé en trois heures. Les contractions, il est vrai, étaien extrêmement rapprochées, presque subintrantes, et d'une grande violence.

Aussitôt le fœtus expulsé, les contractions, conservant leur fréquence et leur intensité, amenèrent en quelques minutes le placenta au dehors ; mais, bien que le placenta fut complet, bien qu'il n'y eut pas le moindre écoulement sanguin, bien qu'enfin nous nous soyions gardé de faire usage du seigle, les contractions ne furent ni moins fréquentes, ni moins douloureuses et ne cédèrent pas sans peine à l'emploi d'un traitement rationnel.

Le seigle ergoté doit évidemment entraîner les

mêmes phénomènes. Il eut certainement, chez Mme B..., exagéré encore leur violence.

Mais, chez les multipares, les tranchées surviennent plus généralement sous l'influence d'un autre mécanisme.

La fibre utérine ayant déjà subi, une ou plusieurs fois, une distension plus ou moins considérable, a évidemment sa rétractilité affaiblie; aussi l'utérus revient-il mal sur lui-même, l'oblitération des vaisseaux rendus béants par la chute du placenta est incomplète; il se forme, dans l'intérieur de la cavité utérine, de petits caillots de volume variable, qui ne tardent pas à constituer de véritables corps étrangers et, par suite, à créer les conditions nécessaires pour que la contractilité utérine entre en jeu à son tour.

Les mêmes phénomènes se produisent encore lorsque l'utérus a subi, par le fait d'une grossesse multiple ou par suite d'hydramnios, une distension exagérée, telle qu'il aura peine à revenir sur lui-même et à se rétracter, d'où formation de caillots et nécessité des contractions pour les expulser.

Aussi, verra-t-on encore la contraction utérine et, par suite, les tranchées se produire, quelquefois chez la primipare, plus souvent chez la multipare, dans les cas où il reste dans l'utérus des débris de placenta ou de membranes. Même dans ces conditions cependant, chez la primipare au moins, les tranchées ne se produisent pas toujours, la rétractilité étant encore suffisante pour débarrasser l'utérus. Mais chez la multipare la règle ne souffre guère d'exception.

En somme, les tranchées utérines, nées sous l'influence des diverses causes que nous venons de passer en revue, se produisent suivant deux mécanismes bien différents.

Tantôt, en effet, elles sont simplement la conséquence d'un *défaut de rétractilité*. C'est là le méca-

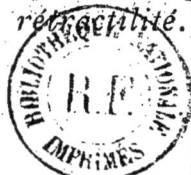

nisme ordinaire des tranchées chez les multipares. Mais l'extrême distension de l'utérus, soit par grossesse multiple, soit par hydramnios, peut avoir, chez les primipares alors, aussi bien que chez les multipares, les mêmes conséquences. La rétractilité faisant défaut, et, par suite, des caillots se formant dans l'utérus, *il faut* bien que la contractilité entre en jeu ; mais elle ne le fait que secondairement.

Toutes les multipares n'ont cependant pas de tranchées, parce que, chez quelques-unes, la rétractilité a conservé encore assez de puissance pour rendre inutile la contraction.

Tantôt, au contraire, *bien que la rétractilité remplisse encore son rôle*, néanmoins des contractions douloureuses se produisent, soit que la contractilité se trouve sollicitée par la rétention de débris placentaires ou membraneux, dans la cavité utérine, la rétraction ne pouvant, à elle seule, les expulser, soit qu'elle ait été provoquée par l'emploi du seigle ergoté, soit, enfin, que la délivrance ait été trop rapide. La primiparité ou la multiparité ne peuvent, dans ces conditions, jouer un rôle essentiel.

Quoique douloureuse, on ne peut admettre que la contraction utérine soit toujours inutile ou même nuisible. Elle est évidemment nécessaire lorsque l'utérus renferme des caillots ou des fragments placentaires, la rétention de ces produits pouvant devenir le point de départ d'accidents septiques plus ou moins graves, et la rétractilité de l'organe ne pouvant toujours, dans ces conditions, suffire à leur expulsion.

Elle est encore indispensable lorsqu'il y a une hémorrhagie *post partum* et que les fibres musculaires, par leur seule rétractilité, sont impuissantes à l'arrêter.

Dans certains cas même, la contraction spontanée tardant trop à se produire ou restant insuffisante, il devient nécessaire de la provoquer artificiellement. Au nombre des moyens employés dans ce but, l'ergot de seigle tient certainement la principale place. Mais son intervention n'est pas sans quelques inconvénients, car il n'agit pas seulement sur les fibres longitudinales, mais aussi sur les fibres circulaires de l'utérus, il tend par suite à resserrer le col et à s'opposer à l'expulsion du contenu utérin.

Quelques auteurs, M. Blanc en particulier (1), vont même plus loin et prétendent que l'ergot rend plus lente l'involution utérine, bien loin de la favoriser. C'est là cependant un point qui n'est pas encore suffisamment élucidé pour que nous nous y arrêtions plus longtemps. En tous cas, nous nous demandons si l'eau chaude ne rendrait pas les mêmes services.

L'eau chaude à 46° ou 48° a déjà pris, dans la thérapeutique obstétricale, une place importante comme hémostatique. Ne serait-il pas rationnel, après l'accouchement, de pratiquer toujours une irrigation utérine chaude ? Nous sommes en effet très disposé à penser que l'eau chaude agit sur la rétractilité plus encore que sur la contractilité. S'il en était ainsi, l'eau chaude aurait évidemment une influence plus efficace en même temps que plus persistante que l'ergot et pourrait se substituer à lui.

Quoiqu'il en soit du reste des objections soulevées par l'usage du seigle, après l'accouchement, ce médicament n'en reste pas moins, jusqu'à nouvel ordre, un puissant agent contre les hémorrhagies par inertie utérine, et il est prudent de l'avoir toujours à sa disposition.

La contraction *post partrum*, avons nous dit, est généralement douloureuse, si généralement douloureuse que, souvent, on se sert du mot douleur comme synonyme de contraction. C'est une faute, dit

(1) *Annales de gynecologie*, mars 1888.

Depaul (1), qu'il faut avoir soin d'éviter, car les contractions utérines ne sont pas toujours douloureuses et, dans tous les cas, il y a entre ces deux phénomènes toute la différence qui existe entre la cause et l'effet.

Du reste, ce qui le prouve, c'est que la douleur n'a jamais une durée aussi longue que la contraction. La main, placée sur l'utérus, à travers la paroi abdominale, sent nettement celui-ci se contracter alors que la femme n'accuse encore aucune douleur.

M. Polaillon, dans ses intéressantes recherches analytiques sur la physiologie de l'utérus gravide (2), a mesuré la durée comparative de ces deux phénomènes et a pu s'assurer ainsi qu'une contraction d'une durée moyenne de 113 secondes, s'accompagne d'une douleur qui n'est ressentie que pendant 53 secondes et qui, commençant 32 secondes après le début de la contraction, n'est déjà plus perçue 28 secondes avant la fin de la contraction.

Il y a donc lieu, dans les tranchées utérines, de *considérer la contraction et la douleur comme deux éléments bien distincts*, la contraction n'entraînant pas fatalement la douleur.

En effet, la douleur dépend souvent du degré de la contraction et l'on sait que, pendant la grossesse, les contractions de l'utérus ne sont pas rares, quoique indolores; certaines femmes d'autre part, perçoivent et traduisent plus énergiquement que d'autres le phénomène douleur et, s'il était possible d'en mesurer l'intensité, on verrait la même douleur ne pas être exprimée par toutes les patientes avec la même énergie. Il n'en est pas moins vrai que la contraction utérine est le plus souvent douloureuse après l'accouchement.

---

(1) Depaul-cliniques, p. 418.
(2) *Annales de gynec.*, sept. 1880.

En tous cas, *si la contraction utérine a souvent son utilité, la douleur n'est jamais indispensable.* Certaines femmes ne jouissent-elles pas du privilège, trop rare, de n'éprouver aucune douleur pendant la contraction, celles qu'elles ressentent pendant l'expulsion étant simplement causées par la distension des parties molles du conduit-vulvo-vaginal, mais nullement par la contraction des fibres musculaires de l'utérus, puisque, chez elles, la période de dilatation est passée complètement inaperçue.

La douleur n'est donc pas indispensable et il est du devoir de l'accoucheur de chercher a la supprimer ou tout ou moins à en atténuer la violence.

Il ne faut jamais dit Depaul (1) négliger les tranchées, qui souvent sont le point de départ de métrites puerpérales que l'on aurait pu éviter en calmant dès le début, ces contractions post partum.

C'est là, certainement, une erreur d'interprétation des faits observés. Il n'est guère admissible en effet que les accidents puerpéraux puissent survenir pour n'avoir pas calmé les tranchées; si, dans ces conditions, des accidents se produisent, c'est que les tranchées étaient liées à la rétention dans l'utérus de caillots on de fragments placentaires et membraneux devenus septiques et capables, nous le savons aujourd'hui, a servir de point de départ à des phénomènes infectieux.

Il n'en est pas moins légitime de chercher a supprimer des douleurs très vives, que la femme supporte d'autant plus difficilement que, l'accouchement terminé, elle comptait sur un repos et un calme complets.

Donc, la contraction étant la cause de la douleur, le meilleur moyen de supprimer celle-ci serait d'empêcher la contraction de se produire. C'est du reste ce

(1) Depaul, clinique p. 783.

qui a été fait jusqu'ici. En effet, de toutes les médications proposées pour calmer les tranchées utérines et que nous n'avons nullement l'intention de passer en revue, aucune n'a donné de résultats meilleurs que la médication opiacée. Le véritable traitement des tranchées utérines (1) consiste dans l'usage des opiacés et des lavements laudanisés en particulier, répétés jusqu'à ce que le calme se soit rétabli (10, 15 ou 20 gouttes par lavement, suivant l'intensité de la douleur.

Hubert de Louvain (2) prescrit ordinairement 2 gr. de laudanum de Sydenham dans une potion de 150 gram. qu'il fait prendre par cuillerée de demi-heure en demi-heure. Lorsque ce moyen ne suffit pas, les cataplasmes, simples ou laudanisés, et, au besoin, deux ou trois petits lavements contenant 15 gouttes de teinture opiacée sont substitués à la potion laudanisée.

Dans la majorité des cas, dit Tarnier (3), le traitement manifestement utile consiste surtout dans les opiacés, administrés sous forme de lavements contenant chacun 12 à 15 gouttes de laudanum, 20 ou 30 gouttes dans les cas rebelles. Deux lavements, donnés dans la journée, suffisent ordinairement pour calmer les tranchées et les femmes éprouvent un véritable bien être après l'emploi de cette médication.

Les potions diacodées ou morphinées sont moins efficaces; les injections hypodermiques de morphine constituent au contraire un excellent moyen curatif, au moins aussi actif que les lavements.

Tous les auteurs sont, on le voit, parfaitement d'accord pour reconnaître à l'opium une très grande valeur dans le traitement des tranchées utérines.

(1) Depaul.
(2) Hubert de Louvain traité, p. 372, t. 1.
(3) Tarnier, t. 1 p. 773.

Grâce en effet à son action élective sur la fibre musculaire lisse qu'il paralyse, il empêche la contraction de se produire et en la supprimant il supprime la douleur. C'est, du reste, cette action qui est mise à profit, lorsque dans le cours d'une grossesse, il y a menace d'avortement par irritabilité excessive de la fibre utérine. En arrêtant les contractions prématurées de l'utérus, l'opium permet souvent à la grossesse de continuer sa marche en s'opposant à la séparation totale ou partielle de l'œuf avec cet organe.

L'opium répond donc parfaitement à l'indication fournie par la contraction douloureuse de l'utérus ; il supprime la cause de la douleur, celle-ci doit, par suite, disparaître. Si donc, la contraction utérine, après l'accouchement, n'était jamais nécesaire, l'opium pourrait à bon droit être considéré comme le médicament par excellence des tranchées.

Mais, nous l'avons vu plus haut, s'il est des cas où la contraction est inutile ou même nuisible, elle est parfois indispensable. L'on ne saurait donc la supprimer toujours sans inconvénient et, pour être logique, il faudrait pouvoir établir deux catégories de faits : ceux dans lesquels, la contraction étant plus nuisible qu'utile, peut être avantageusement combattue à l'aide de l'opium, ceux au contraire dans lesquels il y aurait danger, à l'aide du même agent, à faire cesser, avec la douleur, des contractions dont l'intervention est nécessaire.

Mais cette distinction n'est pas toujours facile à établir et, dans ces conditions, n'est-il pas préférable de chercher à supprimer simplement la douleur sans empêcher la contraction ? de rendre, en somme, la contraction indolore ?

L'antipyrine nous paraît susceptible de résoudre ce problème.

Les communications successives de M. Germain Sée, a l'Académie des sciences, le 13 avril 1887, et à l'Académie de médecine les 25 août et 6 septembre de la même année, sur les propriétés analgésiques de l'antipyrine, nous ont inspiré la pensée d'essayer son action contre le phénomène essentiellement douloureux des tranchées utérines.

La médication antipyrique, disait en effet, M. G. Sée, en terminant sa communication, doit constituer pour tous les organes, le moyen de calmer leur sensibilité exaltée; c'est le remède des douleurs et de la douleur, parce qu'il est le plus puissant modérateur de l'excitabilité du système cérébro-spinal et du cœur.

L'expérimentation ne tarda pas, de son côté, à confirmer les conclusions posées par M. G. Sée, au nom de la clinique seule. En effet, M. Chouppe, (1) établissait bientôt par ses expériences la justesse des propositions de M. G. Sée sur la propriété qu'aurait l'anti pyrine de diminuer le pouvoir excito-moteur et la sensibilité réflexe de la moelle. M. Gley (2) de ses propres expériences, concluait également à une diminution non douteuse de l'hyperexcitabilité médullaire, sous la même influence.

Dans sa thèse de doctorat, (3) faite sous l'inspiration et dans le laboratoire de M. G. Sée, M. Caravias montrait, à l'aide de tracés pris au myographe, que l'antipyrine, grâce à son pouvoir dépresseur médullaire, peut agir sur la douleur, quelle qu'en soit d'ailleurs la nature.

Les recherches entreprises, d'autre part, sur ce sujet, par M. Robin. (4) prouvaient enfin que l'antipyrine, retardatrice des oxydations, n'agit pas d'une manière égale sur toutes les matières azotées de l'organisme, et que son activité se concentre sur les organes riches en matières à la fois azotées et phosphorées,

---

(1) Chouppe. Soc. de biol. 2 juillet 1887.
(2) Gley. Soc. de biol. 2 juillet 1887.
(3) Caravias. Thèse, Paris. Juin 1887.
(4) Robin. Acad. de méd. 6 décembre 1887.

c'est-à-dire sur le système nerveux. Il est donc probable qu'elle influence d'abord et comme directement le système nerveux, dont elle diminue l'excitabilité.

L'antipyrine aurait ainsi sur le système nerveux sensitif une action directe, immédiate, telle que la perception de la douleur serait complètement abolie.

Si la contraction utérine était la conséquence de la douleur, si, en un mot, la douleur était cause et la contraction effet, la suppression de la douleur entraînerait celle de la contraction. M. Caravias a montré en effet, que, si l'on injecte sous la peau une certaine dose d'antipyrine, on détermine une diminution très notable ou même une disparition complète de la sensibilité dans le membre injecté. On peut pincer fortement ce membre, y enfoncer une épingle, sans que l'animal réagisse. Dans ces conditions, l'antipyrine serait nettement contre-indiquée, au moins dans les cas où la contraction est nécessaire.

Mais, dans les tranchées utérines, la douleur est la conséquence de la contraction, de telle sorte que l'antipyrine peut agir sur la douleur sans empêcher la contraction de se produire, peut supprimer l'effet sans supprimer la cause. C'est là ce qui constitue l'avantage de son emploi sur celui de l'opium.

Ainsi, agir sur la fibre nerveuse sensitive, sans agir sur la fibre musculaire, n'est-ce pas là résoudre heureusement le problème ; pouvoir exalter par l'ergot, si besoin est, les contractions utérines nécessaires, tout en les rendant indolores, n'est-ce pas obtenir un résultat thérapeutique désirable ?

Déjà, M. G. Sée (1) passant en revue les indications multiples de l'antipyrine, disait avoir fait disparaître ainsi les douleurs qui accompagnent si souvent les règles, dans les cas d'inflammation de l'utérus ou de ses annexes.

(1) G. Sée. Acad. de méd. 6 sept. 1887.

Ces douleurs n'ayant d'autre cause que les contractions de l'utérus, nous crûmes pouvoir mettre à profit la propriété analgésique de l'antipyrine, pour com-
battre les tranchées utérines.

Nous n'avions pas eu connaissance, a ce moment, de
la communication faite à la Société de Biologie, le 16
juillet précédent, par M. Chouppe, qui, dans un cas
de tranchées utérines consécutives à l'accouchement,
avait, avec succès, employé l'antipyrine en lavements
contre la douleur.

C'est le 19 septembre que nous eûmes, pour la
première fois, l'occasion de mettre l'antipyrine en
expérimentation.

Il s'agissait d'une jeune femme (obs. 1) qui accou-
chait pour la première fois. Entrée en travail à
11 heures du matin, elle expulsait, à 8 heures du soir,
un enfant du poids de 3 kil. 200, qui, au
début du travail, se présentait, non engagé, au détroit
supérieur, en O.I.G.A. Une insertion marginale du
placenta rendait compte de ce défaut d'engagement.
La délivrance se fit rapidement, et fut suivie d'une
notable hémorrhagie qui nécessita une double injection sous-cutanée d'ergotine.

Dans la nuit, des tranchées violentes empêchèrent
tout repos et, le lendemain, nous trouvâmes l'utérus,
d'une dureté ligneuse et véritablement tétanisé ; des
contractions énergiques, se produisant toute les cinq
ou six minutes, arrachaient des plaintes vives a la
patiente et nous montrèrent la nécessité de calmer
ces douleurs. Nous prescrivîmes 2 grammes d'antipyrine en deux cuillerées d'eau aromatisée, à prendre
à une heure d'intervalle. Quelques minutes à peine
après la prise de la première dose, les tranchées
avaient disparu et la patiente accusait un immense
bien être. Une heure après, la seconde dose était
néanmoins absorbée : les tranchées ne reparurent pas.
L'utérus conserva cependant sa dureté, sa contrac-

tilité ne fut pas compromise; seule la douleur céda à l'influence spéciale de l'antipyrine sur l'excitabilité exagérée des filets nerveux utérins.

Encouragé par ce premier succès et désireux d'étendre nos essais à un nombre plus considérable de femmes atteintes de tranchées, nous sollicitâmes de M. le Prof. Moussous, l'autorisation d'expérimenter l'antipyrine dans son service de la clinique obstétricale.

Grâce a son bienveillant concours, il nous fut possible de recueillir bientôt une quinzaine d'observations, qui, jointes aux cas observés dans notre clientèle, nous paraissent, par la concordance des résultats obtenus, avoir quelque valeur, et témoigner de l'influence heureuse exercée par l'antipyrine sur les tranchées utérines. Plus récemment, M. Touin, a pu expérimenter sur trois femmes de la clinique obstétricale, l'analgésine ou antipyrine française. Ses observations sont aussi favorables que les nôtres.

Nous donnerons donc d'abord un résumé aussi succinct que possible de nos 28 observations, dans l'ordre à peu près chronologique; puis, cherchant à comprendre pourquoi, dans quelques cas, l'antipyrine n'a pas donné un résultat absolument efficace, nous montrerons qu'en tous cas, son emploi n'a aucune influence défavorable ni sur la parturiente au point de vue de ses suites de couches, ni sur le nouveau-né, au point de vue de l'allaitement, et qu'il est par suite légitime de considérer l'antipyrine comme un puissant moyen de calmer les douleurs des tranchées utérines.

OBS. 1. — Mme B..., primipare. Début du travail le 19 septembre à 11 heures du matin. Terminaison normale à 8 heures du soir. Accouchement très rapide, bien que la tête ne se fût pas engagée pendant la grossesse, empêchée qu'elle en était par une insertion marginale du placenta. Rupture prématurée des membranes.

Hémorragie assez considérable pour nécessiter deux injections sous-cutanées d'ergotine.

Dans la nuit qui suivit l'accouchement, Mme B... eut des tranchées utérines violentes qui persistaient le lendemain matin avec la même intensité. L'utérus était très dur et véritablement tétanisé.

Un calme immédiat et définitif se produisit à la suite de l'absorption de 2 grammes d'antipyrine dans une potion à prendre en deux cuillerées à une heure d'intervalle.

L'utérus a conservé sa dureté. Suites de couches normales.

Obs. 2. — Marie M..., deuxième grossesse. Accouchée le 16 septembre 1887, à 9 heures du matin, d'un enfant du sexe masculin pesant 3 kil. 200. Présentation en O. I G. P. Accouchement normal. Délivrance naturelle.

Tranchées utérines violentes depuis son accouchement. Le 20, vers le soir, les tranchées persistent très douloureuses.

La malade prend 2 grammes d'antipyrine en deux cuillerées à une heure d'intervalle. Calme immédiat et complet après la première cuillerée. Les tranchées n'ont pas reparu. Suites de couches normales.

Obs. 3. — Marie G..., deuxième grossesse. Accouchée le 20 septembre 1887 d'un enfant du sexe feminin, pesant 3 kil. 150. Présentation en O. I. G. A.

Accouchement normal. Délivrance naturelle. Tranchées utérines violentes, débutant quelques heures après l'accouchement.

21 septembre : La première cuillerée (1 gramme d'antipyrine), calme la douleur presque aussitôt, mais pour peu de temps. La prise est renouvelée une heure après et produit le même effet. La nuit est calme cependant. Le 22, dans la matinée, les tranchées reparaissent.

22, à une heure du soir : Un quart de lavement avec 1 gr. 50 d'antipyrine produit un calme immédiat et complet qui persiste encore à 5 heures du soir.

23 : Les tranchées ne se sont pas renouvelées. Suites de couches normales.

Obs. 4. — Marie M..., deuxieme grossesse. Accouchée le 2 octobre 1887 à 7 heures du matin. Enfant du sexe masculin. Poids : 4 kil 400. Délivrance naturelle. L'utérus avait pendant la grossesse un volume considérable.

2 octobre : Dans la journée, tranchées utérines très violentes. Un lavement avec 1 gr. 50 d'antipyrine, à 10 heures du soir, produit un calme immédiat. La malade affirme que, si

les douleurs eussent continué, elle n'aurait pas pu dormir. Pendant la nuit le sommeil a été presqu'ininterrompu. Plus de tranchées.

3 octobre : Vers midi les tranchées reparaissent très vives, suivies d'un besoin de miction. Dans l'intervalle des tranchées, l'utérus est très dur et, pendant leur durée, il devient véritablement tétanique. Un deuxième lavement produit un calme complet, mais les tranchées reparaissent le lendemain.

4 octobre : Un lavement le matin et un second le soir, sont suivis chacun d'un calme presqu'immédiat. Dans la soirée cependant, quelques tranchées se font encore sentir.

5 octobre : Calme complet.

6 octobre : Même état.

7 octobre : Plus de tranchées. La malade sort de l'hôpital.

Obs. 5. — Anna C..., 27 ans. Accouchée, le 2 octobre 1887, d'un enfant du sexe féminin pesant 3 kil. 050. Délivrance naturelle. Présentation du sommet en O. I. G. A. Deuxième grossesse. Délivrance naturelle.

Tranchées utérines le lendemain.

3 octobre : La malade prend un lavement avec 1 gr. 50 d'antipyrine. Calme immédiat, mais de peu de durée.

4 octobre : Les douleurs reparaissent et sont plus vives. Un second lavement dans la soirée calme encore les tranchées.

5 octobre : Le soir, la malade prend une potion avec 1 gramme d'antipyrine. Les tranchées disparaissent immédiatement pour ne plus revenir.

Le 7, la temp. s'élève, le ventre devient douloureux, les lochies sont très infectes; le 8, la temp. s'élève à 40°. Les injections utérines ramènent de nombreux débris placentaires. L'irrigation continue, pratiquée pendant la nuit du 8 au 9, fait tomber la temp. à 38° et met fin aux accidents. Sort, guérie le 14 octobre.

Obs. 6. — Marie M..., 29 ans. Huitième grossesse. Accouchée le 5 octobre 1887, à 11 heures du matin, d'un enfant du sexe masculin pesant 3 kil. 200. Présentation du sommet en O. I. G. A. Délivrance naturelle. Accouchement rapide en 6 ou 7 heures.

5 octobre : Tranchées utérines très vives. La malade prend deux cuillerées d'antipyrine (2 grammes) à 1 heure d'intervalle. Les douleurs disparaissent et la malade peut reposer pendant la nuit.

6 octobre : Les douleurs ne reparaissent que dans la soirée et durent toute la nuit.

7 octobre : L'absorption d'un gramme d'antipyrine produit un calme immédiat et définitif. Suites de couches normales.

OBS. 7. — Antonia R. . Première grossesse. Accouchée très rapidement le 4 octobre 1887 d'un enfant du sexe masculin pesant 3 kilogr. Présentation du sommet en O. 1. D. P. Délivrance naturelle.

5 octobre : Tranchées utérines vives. La malade prend 1 gramme d'antipyrine par la bouche à 6 heures du soir. Diminution très notable de l'intensité des douleurs. A 7 heures, un second gramme produit un calme complet et persistant.

6 octobre : Les tranchées n'ont pas reparu. Le soir, les lochies sont fétides et la temp. s'élève à 38°. Des injections intra-utérines font tomber la temp. et rendent les suites de couches favorables.

OBS. 8. — Louise P..., 22 ans. Deuxième grossesse. Accouchée le 17 octobre 1887, à 7 heures du matin, d'un enfant du sexe féminin. Présentation du sommet. Délivrance naturelle.

16 octobre : Apparition des tranchées le jour même de l'accouchement. Un gramme d'antipyrine calme immédiatement la douleur, mais elle reparaît le lendemain matin.

17 : Pas d'antipyrine, les tranchées persistent.

18 : La malade prend 1 gramme d'antipyrine à 9 heures, les tranchées disparaissent mais pour revenir à 11 heures. A midi, 1 gramme d'antipyrine enraye encore la douleur pour quelques heures.

Le soir, un lavement de 1 gramme produit toujours du calme, mais de peu de durée.

19 : Pas d'antipyrine; les tranchées reviennent.

20 : A la visite du matin, les lochies sont un peu fétides et ont une couleur marmelade.

Le soir, temp. 38°. Même coloration des lochies. La malade ressent une douleur vive au niveau de la corne utérine droite. Apposition de six sangsues au point douloureux et lavage utérin.

21 : Nuit bonne. Plus de douleur à la pression. Plus de fétidité des lochies, mais la couleur marmelade persiste.

La malade sort guérie le 25.

OBS. 9. — Louise F..., deuxième grossesse. Accouchée le 15 octobre 1887, à 8 heures du matin, d'un enfant du sexe féminin, pesant 2 kil. 900. Présentation du sommet en O. I. G. A. Délivrance naturelle.

Tranchées violentes dans la nuit.

16 octobre : Un gramme d'antipyrine le matin produit un calme immédiat qui continue pendant toute la journée.

17 : Quelques tranchées extrêmement éloignées et très légères. L'antipyrine (1 gr.) produit un calme complet et définitif. La malade sort le 23, après des suites de couches absolument physiologiques.

Obs. 10 — Marie G..., 24 ans. Primipare. Entre à la clinique dans la nuit du 20 au 21 octobre 1887, étant en travail depuis le 20 dans la matinée.

21 octobre : Accouchement normal le soir à 6 heures en O. I. G. A.

Dans la nuit, petite hémorragie interne.

23 octobre : La malade est prise de tranchées violentes dans la nuit du 22 au 23, tranchées qui persistent pendant toute la journée du 23.

A 9 heures du soir, un gramme d'antipyrine produit un calme immédiat et définitif.

Les caillots retenus dans l'utérus après l'hémorrhagie de la veille entraînent de la fétidité des lochies et rendent nécessaires quelques injections utérines qui empêchent tout accident infectieux.

Obs. 11. — Rosalie R..., 25 ans. Deuxième grossesse. Accouchée le 26 octobre 1887 d'un enfant du sexe masculin pesant 3 kil. 150. Présentation du sommet en O. I. D. A. Délivrance naturelle.

26 octobre : Vers le soir, la malade est prise de tranchées violentes qui disparaissent complètement et définitivement, après l'administration de 1 gramme d'antipyrine.

Suites de couches normales.

Obs. 12. — Eulalie B..., 28 ans. Troisième grossesse. Accouchée le 26 octobre 1887, d'un enfant du sexe masculin pesant 3 kil. 350. Présentation du sommet en O. I. G. A. Délivrance naturelle.

27 octobre : Tranchées utérines dans l'après-midi. Le soir, l'administration de 1 gramme d'antipyrine, produit un calme complet. Quelques douleurs reparaissent dans le courant de la nuit, mais très faibles et espacées.

28 octobre : 1 gramme d'antipyrine produit un calme complet et définitif.

Suites de couches normales.

Obs. 13. — Joséphine S..., troisième grossesse. Accouchée le 27 octobre 1887, d'un enfant du sexe féminin. Présentation du sommet en O. I. D. P. Délivrance naturelle.

Le lendemain de ses couches, la patiente est prise de tranchées assez vives. 1 gramme d'antipyrine produit un calme complet et définitif.

Suites de couches normales.

Obs. 14. — Françoise C..., deuxième grossesse. Accouchée le 26 octobre à 10 heures du soir, d'un enfant du sexe féminin. Présentation du sommet en O. I. D. P. Délivrance naturelle.

28 octobre : La malade est prise de tranchées assez vives dans la journée. 1 gramme d'antipyrine le soir, à 5 heures, produit un calme immédiat et définitif. On fait prendre, par précaution, un second gramme 1 heure après. Le lendemain les tranchées n'avaient pas reparu et la situation s'est maintenue excellente jusqu'à la sortie, le 6 novembre.

Obs. 15. — Marie D..., quatrième grossesse. Accouchée le 2 novembre 1887, à 9 h. du matin, d'un enfant du sexe féminin, pesant 3 kil. 450. Présentation du sommet en O. I. D. P. Délivrance naturelle.

2 novembre : La malade est prise de tranchées peu de temps après son accouchement.

A 1 heure, 1 gramme d'antipyrine produit un calme relatif.

A 2 heures, un second gramme fait disparaître complètement les tranchées.

3 novembre : Les tranchées n'ont pas reparu.

Suites de couches normales.

Obs. 16. — Jeanne S..., deuxième grossesse. Accouchée le 1er novembre à 6 heures du soir.

La malade a souffert toute la nuit de tranchées violentes.

3 novembre : A neuf heures, une cuillerée d'antipyrine à 1 gramme atténue considérablement la violence des tranchées. A dix heures du soir, une seconde cuillerée de 1 gramme produit un calme définitif.

Suites de couches normales.

Obs. 17. — Madeleine L..., deuxième grossesse. Accouchée le 3 novembre 1887, à 5 heures du soir, d'un enfant du sexe féminin pesant 2 kil. 500. Délivrance naturelle.

5 novembre : La malade est prise de tranchées vives dans le courant de la journée. Le soir, à cinq heures, 1 gramme d'antipyrine produit un calme immédiat et définitif. Néanmoins on fait prendre à la malade un second gramme d'antipyrine une heure après. Les tranchées ne reparaissent pas.

Suites de couches normales.

Obs. 18. — Marie B... 2 pare, accouche le 4 novembre, à une heure du soir, d'un enfant du sexe masculin en O. I. G. A., du poids de 3,300 grammes. Délivrance naturelle.

Dans la nuit, des tranchées utérines violentes empêchent tout sommeil.

5 novembre : 1 gramme d'antipyrine; les douleurs s'atténuent sans disparaître complètement; un second gramme pris une heure après, amène un calme complet qui persiste jusque dans le milieu de la nuit. Elles reparaissent alors assez vives; 1 gramme d'antipyrine les calme encore.

6 novembre : Les tranchées ont reparu dans la matinée; 1 gr. 50 d'antipyrine en lavement produit un calme immédiat et définitif.

Suites de couches normales.

Obs. 19. — Jeanne A..., 1 pare, accouche dans la nuit du 9 au 10 novembre, d'un enfant masculin de 2,500 grammes qui se présente en O. I. G. A. Délivrance complète.

Des tranchées violentes éclatent dans la journée. A 5 heures du soir, on lui administre 1 gramme d'antipyrine ; le calme se fait immédiat et complet; néanmoins, à 6 heures, on prescrit un second gramme. Les tranchées ont définitivement disparu.

Suites de couches normales.

Obs. 20. — Amélie F..., 3 pare. Accouchement normal, mais rapide, le 27 novembre, d'un enfant masculin de 3,200 grammes. Délivrance normale. Lors de son second accouchement, il y a 5 ans, elle n'eut pas de tranchées.

Cette fois-ci, les tranchées apparaissent presqu'aussitôt après la délivrance; elles sont extrêmement violentes. Quinze gouttes de viburnum prunifolium administrés le matin (28 novembre) à la patiente n'amènent aucune sédation. Le soir, 1 gr. d'antipyrine suffit à calmer complètement et définitivement les douleurs.

Suites de couches normales.

Obs. 21. — Marie L..., 19 ans. Primipare. Accouchement rapide d'un enfant pesant 2 kil. 850, après une heure de grandes douleurs, le 24 novembre 1887, à 4 heures du soir.

Immédiatement après la délivrance, la malade est prise de tranchées qui persistent toute la nuit. 5 centigrammes d'extrait thébaïque en pilules ne produisent aucune sédation.

25 novembre : La malade absorbe 2 grammes d'antipyrine à une heure d'intervalle. Dès la première dose, elle est complètement débarrassée de ses tranchées qui ne reparaissent pas.

Suites de couches normales.

Obs. 22. — Mad. B..., 35 ans, 6 pare, a souffert, après tous ses accouchements, sauf après le premier, de tranchées utérines assez vives. Ce 6e accouchement, absolument normal, se termina très rapidement le 24 décembre, en trois heures environ, par la naissance d'un garçon de 3600 grammes, venu en O. I. G. A. Délivrance normale et rapide, les contractions conservant une intensité extrême.

Mais après la délivrance, les contractions restent fréquentes et tellement violentes et douloureuses qu'elles arrachent à la patiente des cris que n'avaient pu provoquer les contractions du travail.

A 8 heures du soir, 1 gramme d'antipyrine diminue l'intensité des douleurs, qui persistent néanmoins assez vives. A 9 heures, second gramme. Les douleurs, tout en restant aussi rapprochées, sont très notablement atténuées. Un troisième gramme à 10 heures, a amené un calme complet qui se maintient toute la nuit et permet le sommeil. On sent néanmoins l'utérus se contracter régulièrement sous la main mais sans que la patiente le perçoive.

25 décembre. — Les tranchées reparaissent dans la journée ; 2 grammes d'antipyrine, à une heure d'intervalle débarassent définitivement Mme B..., de ses tranchées.

Suites de couches normales.

OBS. 23. — Mad. R..., 21 ans, 1 pare, entre en travail le 15 décembre, dans la matinée. La dilatation marche lentement et n'est complète que dans le milieu de la nuit. Pendant la grossesse, il y avait eu hydramnios et l'enfant, très volumineux, ne s'était engagé que pendant le travail. Enfin le périnée offrait une densité et une résistance anormales, vu l'âge de la parturiente. La tête ne put franchir la vulve, malgré les efforts les plus énergiques de l'utérus. Retenu auprès d'une autre de mes clientes, je n'arrivais auprès de Mad. R.., qui m'attendait impatiemment que plus de deux heures après l'arrêt de la tête sur le plancher périnéal. Une application de forceps amena un enfant vigoureux, masculin, du poids de 4 kil. en O. I. G. A. Délivrance normale, mais tranchées utérines violentes, par suite d'inertie utérine. Deux injections sous-cutanées d'ergotine avaient été nécessaires pour arrêter l'écoulement sanguin.

16 décembre. — Dans la soirée, la patiente prend 1 gr. d'antipyrine ; l'utérus reste énergiquement rétracté, presque tétanisé, mais les douleurs ont complètement disparu.

Suites de couches normales.

OBS. 24. — Mme F..., 25 ans, 3 pare, a eu ses dernières couches compliquées d'albuminurie et d'éclampsie. Son troisième accouchement est normal, mais lent. Une inertie utérine assez marquée, nécessité une injection sous-cutanée d'ergotine.

Tranchées violentes dans la journée même (12 janvier 1888) ;

1 gramme d'antipyrine amène du calme, mais il est de peu de durée; un second gramme, une heure après est plus efficace.

Les tranchées reparaissent le lendemain; de petits caillots en assez grand nombre et d'odeur infecte sont expulsés par l'utérus. Des précautions antiseptiques plus minutieuses et 1 gramme d'antipyrine mettent fin d'une façon définitive aux accidents.

Obs. 25. — Mme R..., 23 ans, 1 pare, fait, à la suite d'une marche exagérée, un accouchement prématuré à 6 mois, le 12 mai 1888. Les contractions utérines sont très intenses, la délivrance spontanée est rapide, mais le placenta est complet.

Des tranchées très vives éclatent peu après et sont péniblement supportées par la parturiente. Nous prescrivons 1 gramme d'antipyrine. L'effet est immédiat et la sédation est complète. L'utérus ne s'en contracte pas moins souvent ni moins énergiquement, et expulse en plusiers fois des débris de cotylédons placentaires assez volumineux. Un second gramme d'antipyrine avait néanmoins, par précaution, été absorbé une heure après le premier.

Suite de couches absolument normales.

Obs. 26 (recueillie par M. Touin). — Emilie C..., cinquième grossesse. Accouchée le 2 juin 1888 d'un enfant du sexe féminin pesant 3 kil 850. Présentation du sommet en O. I. D. P. Délivrance naturelle.

A la suite de ses cinq grossesses antérieures, Emilie C... a toujours eu des tranchées utérines très douloureuses qui duraient deux jours en moyenne.

A la suite de ses dernières couches, la malade fut prise de tranchées très violentes une heure environ après son accouchement, tranchées qui revenaient toutes les demi-heures et duraient de 7 à 10 minutes.

Ces tranchées durèrent toute la nuit du 2 au 3 juin. Le matin, à 7 heures, la malade prit une cuillerée d'analgésine (1 gramme). Une heure après, elle prit une seconde cuillerée contenant la même dose.

Dès la première cuillerée, les douleurs s'étaient atténuées, mais à la seconde elles disparurent pour ne plus reparaître.

Obs. 27 (recueillie par M. Touin). — Françoise D..., 26 ans, deuxième grossesse. Accouchée le 15 juin 1888, à 9 h. 1/2 du matin, d'un enfant du sexe masculin pesant 3 kil. 650.

La malade qui nous occupe a eu des tranchées à la suite de ses premières couches.

17 juin : Tranchées dans la matinée. La malade prend 1 gramme d'analgésine qui fait disparaître les tranchées.

Mais celles-ci reparaissent un peu moins vives dans la soirée.

18 juin : A 7 heures du matin, Françoise D... prend un second gramme d'analgésine au moment d'une tranchée et la douleur n'a plus reparu.

Obs. 28 (recueillie par M. Touin). — Victorine D..., deuxième grossesse. Accouchée, le 6 juin 1888, d'un enfant du sexe masculin pesant 2 kil. 850. Présentation du sommet en O. J. G. A. Délivrance naturelle.

La malade n'a pas eu de tranchées à la suite de ses premières couches.

A la suite de son second accouchement, la malade est prise de tranchées environ une heure après.

7 juin : Tranchées très vives qui persistent depuis la veille et ont empêché la malade de reposer pendant la nuit. A 10 heures du matin, administration de 1 gramme d'analgésine qui fit cesser les douleurs.

9 juin : Depuis que la malade a pris de l'analgésine, les douleurs utérines n'ont pas reparu.

Une analyse rapide de ces 28 observations nous permet de faire ressortir les particularités suivantes :

Des ces 28 femmes, 7 (obs. 1, 7, 10, 19, 21, 23, 25) étaient primipares, 21 multipares.

Chez les 7 primipares, les tranchées reconnaissaient pour cause : deux fois (obs. 7 et 21) un accouchement très rapide ; bien qu'il n'ait pas été donné de seigle ergoté, les tranchées étaient vives ;

Une fois (obs. 1.), un accouchement rapide aussi, mais surtout une double injection sous-cutanée d'ergotine pour hémorrhagie par insertion vicieuse du placenta ;

Une fois (obs. 10) par inertie utérine, une petite hémorrhagie interne, l'inertie ne s'expliquant guère que par la lenteur du travail ; par contre, dans l'obs. 23, cette inertie et l'hémorrhagie consécutive, étaient produites par de l'hydramnios.

Dans l'obs. 25, c'est la rétention dans l'utérus d'un cotylédon placentaire qui amène les tranchées. Dans un cas enfin (obs. 19), la cause n'a pu être nettement déterminée.

Aucune des 21 multipares, sauf Mmes R. et F. (obs. 23 et 24) ne fut soumise à l'influence du seigle ergoté ou de l'ergotine. Chez 15 d'entr'elles, on ne put invoquer d'autre cause aux tranchées qu'un défaut de rétractilité de l'organe; chez 4 (obs. 5, 8, 10, 24) des débris placentaires ou membraneux, retenus dans l'utérus, constituaient aux tranchées une cause suffisante et donnèrent même lieu à des accidents infectieux, qu'il fallut traiter énergiquement, pour qu'ils n'eussent pas de suites fâcheuses. Dans les observ. 6 et 22 enfin, on pouvait invoquer la rapidité de l'accouchement.

Dans 5 cas, l'antipyrine fut employée en lavements, deux fois d'emblée, trois fois après absorption du médicament par la bouche. Chaque fois, du reste, et quel que fut le mode d'absorption du médicament, la douleur fut nettement calmée, mais pour reparaître après un temps plus ou moins long. Dans l'obs. 5, après deux lavements de 1 gr. 50 d'antipyrine, donnés en deux jours, il fallut encore 1 gr. par la bouche pour amener une sédation définitive; dans l'obs. 4, quatre lavements de 1 gr. 50 chacun, prescrits en deux jours, ne purent empêcher la douleur de reparaître. Aussi compterons-nous cette observation comme un insuccès de l'antipyrine, sans qu'il nous soit possible, du reste, d'en donner l'explication.

Dans les trois autres cas, l'antipyrine par la bouche n'ayant amené qu'un calme momentané, nous prescrivimes des lavements avec 1 gr. 50 d'antipyrine, qui, dans deux cas (obs. 3 et 18) amenèrent un calme complet, mais ne donnèrent, dans l'obs. 8, qu'un résultat relatif, insuccès dont nous chercherons tout à l'heure à déterminer la cause.

Dans les 23 autres cas, l'antipyrine fut administrée par la bouche seulement; 12 fois (obs. 2, 10, 11, 13, 14, 17, 19, 20, 21, 23, 25, 28) une seule cuillerée (1 gr.) suffit pour produire la disparition complète et définitive des tranchées; six fois, cependant (obs. 2, 14, 17. 19, 21, 25), on crut devoir, par précaution, faire prendre une heure après une deuxième cuillerée. Huit fois (obs. 1, 7, 9, 12, 15, 16, 26, 27), la première cuillerée d'antipyrine, tout en amenant une atténuation très marquée des douleurs, ne put les faire complètement disparaître, mais un second gramme, pris une heure après en eut définitivement raison, de sorte que, dans 20 cas, sur 28, il n'a pas fallu atteindre ou dépasser 2 gram. d'antipyrine pour assurer aux patientes une disparition complète de leurs souffrances.

Il est un fait sur lequel nous tenons à appeler l'attention. Dans toutes nos observations, la main, placée sur le globe utérin, put s'assurer de la persistance des contractions, mais dans les huit cas où la première dose d'antipyrine amena simplement une diminution de la douleur, il fut facile de constater, que, sous l'influence du médicament, les tranchées, c'est-a-dire les contractions utérines, ne furent ni moins fréquentes, ni moins puissantes, mais furent seulement beaucoup moins douloureuses.

Enfin, dans trois cas, (obs. 6. 22. 24.) il fallut, pour obtenir le même résultat, donner successivement trois et quatre cuillerées, soit 3, et 4 grammes d'antipyrine. Mais dans l'obs. 3. il s'agissait d'une femme, qui, bien qu'agée seulement de 29 ans, était cependant accouchée pour la huitième fois, après un travail extrêmement rapide (6 ou 7 heures). Du reste, les deux premiers grammes permirent à la patiente de reposer toute une nuit, sans tranchées, celles-ci ne reparaissant que le lendemain mais pour céder alors définitivement sous l'influence d'une troisième cuillerée. Dans l'obs. 22, nous avions affaire à une 6 pare, ayant eu, à chacun des accouchements précédents, des tranchées très violentes; son sixième accouchement avait lui-même été très rapide; les douleurs prirent fin après l'absorption du troisième gramme d'antipyrine. Enfin, si dans l'obs. 24, un troisième gramme fut nécessaire aussi, c'est qu'il y eut retention dans l'utérus de caillots nombreux et assez volumineux qui durent necessiter, pour leur expulsion, l'intervention de contractions très énergiques.

Il n'en ressort pas moins nettement à nos yeux que, 20 fois sur 28, les tranchées utérines disparurent après l'absorption de 2 grammes d'antipyrine au maximum et que trois fois seulement, il fallut dépasser cette dose pour arriver au même résultat. 4 fois seulement, la médication employée n'a donné qu'un résultat relatif. Encore serions-nous disposé à penser que cet insuccès fut dû, dans trois cas (obs. 5, 8, 24) à la retention, dans l'utérus, de fragments placentaires ou de caillots volumineux, qui du reste, occasionnèrent des accidents infectieux assez sérieux pour que, dans un cas (obs. 5) on dut faire à deux reprises des injections intra-utérines, et que dans un autre (obs. 8), outre les injections utérines, il fut nécessaire de faire loco dolenti, une application de sangsues.

Dans un cas enfin (obs. 4) nous reconnaissons, sans pouvoir l'expliquer, que l'antipyrine fut impuissante, puisque quatre lavements d'un gramme 50 chacun, ne purent réellement mettre un terme aux douleurs

En tous cas, et nous insistons sur ce point, dans nos 28 observations, l'antipyrine a constamment amené une atténuation notable ou une disparition totale de la douleur, et si, dans un certain nombre de faits, il y eut retour plus ou moins rapide des tranchées douloureuses, dans tous, les patientes éprouvèrent un très réel soulagement de l'emploi de ce médicament.

Les suites de couches ne paraissent, dans aucun cas, avoir été influencées.

On ne saurait donc, sans injustice, refuser toute valeur thérapeutique à l'antipyrine employée contre les tranchées des suites de couches, et nous serions heureux de voir nos conclusions favorablement confirmées par de nouvelles recherches.

Mais, chez toute nouvelle accouchée, il n'y a pas seulement à considérer l'état de la patiente; il faut songer qu'elle allaite son nouveau-né, il y a lieu de tenir compte de cet enfant et de s'assurer si la médication employée chez la mère, ne peut avoir sur lui un retentissement fâcheux. Un grand nombre de médicaments passent très facilement dans le lait; il était important de rechercher si l'antipyrine y passe aussi. L'antipyrine, on le sait, s'élimine très rapidement par les urines, est-elle susceptible de s'éliminer par le lait?

Sur notre conseil, un de nos excellents amis, M. le Dr Touïn, à propos de sa thèse (1) s'est livré, dans le laboratoire de chimie de Mons, le prof. Blarez, et sous la direction de notre ami le Dr Tourroux, à des recherches dans ce sens. Elles ont été faites de la façon suivante :

M. Touin, après administration d'antipyrine à des femmes nouvellement accouchées, a recueilli, de deux heures en deux heures, à l'aide de la téterelle si ingénieuse du Dr Auvard, des échantillons de lait.

Les réactions au perchlorure de fer ont été ensuite tentées sur chaque échantillon, en procédant toujours par comparaison avec un essai témoin. Le lait se prête assez mal à ces recherches. Néanmoins, et malgré tous les soins apportés à ces analyses, on n'a pu déceler dans aucun des échantillons (20 échantillons) la présence de l'antipyrine dans le lait des femmes qui avaient absorbé le médicament.

Du reste, dans la crainte que la réaction sur le lait ne

---

(1) Touin. — Thèse de Bordeaux, juillet 1888. — Des propriétés analgésiques de l'antipyrine : 1° dans la migraine ; 2° dans les tranchées utérines des suites de couches.

fut infidèle, nous avons recueilli à la sonde les urines des nouveau-nés dont les mères avaient pris de l'antipyrine. Or, avec l'urine, la réaction est très sensible ; le résultat fut toujours négatif, et l'on peut affirmer que l'enfant n'avait pas absorbé d'antipyrine.

La limite de la sensibilité de la réaction de l'antipyrine par le perchlorure de fer est la même pour le lait que pour l'urine. Ayant ajouté a du lait normal une solution titrée d'antipyrine (o,oo5 mil. d'antip. pour 25 c. c. de lait) la réaction s'est manifestée par une teinte café au lait très foncé.

Nous nous croyons donc en droit de conclure, avec M. Touin, que l'antipyrine ou analgésine s'élimine toujours par la sécrétion urinaire et ne passe pas par la sécrétion lactée. En tout cas, si elle s'éliminait par cette dernière voie, ce serait en si faible quantité qu'on ne pourrait accuser le médicament d'avoir quelqu'action sur le nouveau-né.

Nous ne nous attarderons pas à discuter le meilleur mode d'emploi du médicament.

La méthode hypodermique, très active, doit être rejetée d'emblée, au moins comme méthode générale, car l'injection sous-cutanée d'antipyrine est extrêmement douloureuse ; de plus, elle est susceptible de déterminer des névrites plus ou moins intenses, ainsi que l'a montré, par ses expériences, M. le prof. Arnozan (1).

La méthode rectale, dans les quelques cas où nous l'avons employée, ne nous a pas fourni de résultats bien probants ; elle nous paraît donc devoir être réservée pour le cas où l'estomac, intolérant, ne laisse pas le choix.

L'introduction par la voie stomacale est en somme la meilleure. Grâce à son extrême solubilité dans l'eau, l'administration, dans une potion aromatisée

---

(1) Arnozan. — Soc. d'anat. et de physiol. de Bordeaux, 15 nov. 1887.

quelconque est des plus faciles; nous la formulons généralement de façon à ce que chaque cuillerée à soupe contienne un gramme d'antipyrine. L'emploi en cachets doit être rejeté, car on ne peut nier que l'antipyrine ne provoque une certaine irritation des voies digestives. Or, l'agent médicamenteux enrobé dans des cachets, arrive bientôt directement en contact avec la muqueuse de l'estomac, et peut plus aisément amener de l'intolérance.

En tous cas, la dose qu'exige le traitement des tranchées est toujours insuffisante pour provoquer une pareille révolte. Nous ne l'avons, pour notre part, jamais constaté, dans les vingt-huit observations où l'antipyrine a été employée.

Ces tranchées constituant un accident aigu et de courte durée, il n'y a pas lieu de craindre l'accoutumance au médicament, comme cela peut arriver dans les affections chroniques, où l'indication de son emploi se renouvelle fréquemment.

CONCLUSIONS

Des propriétés de la fibre musculaire utérine, les plus essentielles sont l'élasticité et *la contractilité*, l'élasticité se manifestant sous deux formes : l'extensibilité et la rétractilité.

La rétractilité est antagoniste de l'extensibilité. Propriété inhérente à la fibre utérine et survivant même à la mort, elle dépend cependant en partie de la nutrition ou tout au moins de la composition chimique du muscle.

Cette propriété est essentielle, car elle permet à l'utérus de revenir spontanément sur lui-même, dès qu'il tend à se produire du vide dans la cavité utérine.

La rétractilité est généralement mieux assurée et plus parfaite chez la primipare que chez la multipare.

Elle est moins puissante au niveau du segment inférieur et du col qu'au niveau du corps.

La contractilité intervient chaque fois qu'il y a dans l'utérus un corps étranger à expulser ; elle est généralement douloureuse.

La rétractilité et la contractilité sont deux propriétés absolument distinctes qui, tout en se prêtant souvent un mutuel appui, au point d'être facilement confondues, n'en agissent pas moins indépendamment l'une de l'autre.

La contraction n'est pas toujours suivie de rétraction, ni la rétraction toujours précédée de la contraction. Celle-ci enfin n'est pas constamment suivie de rétraction. Les deux propriétés sont donc bien indépendantes.

Les tranchées utérines sont des contractions douloureuses qui surviennent après les couches, plus souvent chez les multipares que chez les primipares.

Elles reconnaissent pour causes toutes celles susceptibles d'éveiller des contractions suffisamment énergiques de l'utérus.

Elles se produisent suivant deux mécanismes différents :

1º Lorsqu'il y a *défaut de rétractilité* et par suite, formation de caillots qui nécessitent, pour être expulsés, l'intervention des contractions. Celles-ci sont alors d'une notable utilité.

2º Lorsque, *malgré une rétractilité suffisante, les contractions persistent*, sollicitées par l'entraînement, par l'emploi intempestif ou excessif du seigle ou par la rétention de débris placentaires ou de caillots assez volumineux. Elles sont alors quelquefois utiles, plus souvent inutiles ou même nuisibles.

Il n'est pas toujours facile de déterminer si ces douleurs, qu'il est du devoir de l'accoucheur de cher-

cher à calmer, sont dues à des contractions utiles ou
nuisibles.

La contraction et la douleur constituent, en tous
cas, *deux éléments distincts*. La douleur est effet de
la contraction, mais n'est pas fatalement liée à elle,
puisqu'il y a des contractions indolores, quoique
énergiques.

*Si la contraction, dans les tranchées, est parfois
utile, la douleur n'est jamais indispensable*. Il faudrait pouvoir supprimer la douleur sans empêcher la
contraction de se produire.

L'opium calme la douleur, parce qu'il supprime la
contraction ; *l'antipyrine fait aussi disparaître la douleur, mais sans toucher à la contraction*. Elle doit
donc, dans la majorité des cas, être préférée à
l'opium.

L'antipyrine ou analgésine est, en effet, le reméde
des douleurs et de la douleur (G. Sée) quelle qu'en
soit la nature, parce qu'elle est un puissant modérateur de l'excitabilité nerveuse.

N'agissant que sur la douleur, l'antipyrine n'empêche nullement la contraction de se produire, mais
elle la rend indolore. La fréquence et la puissance
des contractions ne sont aucunement modifiées.

Un gramme d'antipyrine administré par la bouche
suffit parfois pour calmer complètement et définitivement les tranchées, 12 fois sur 28. Deux grammes,
pris en deux doses à une heure d'intervalle, constituent un maximun, 20 fois sur 28, qu'il est rarement
nécessaire de dépasser.

Dans les cas assez rares, 4 fois sur 28, où l'antipyrine
ne supprime pas définitivement la douleur, elle en
diminue toujours et instantanément l'intensité ; parfois même elle amène un calme complet, mais qui ne
dure pas.

Lorsque son influence reste nulle ou peu efficace,
l'attention doit être éveillée sur la possibilité de

rétention dans l'utérus de débris placentaires, et sur le danger d'accidents infectieux consécutifs.

Les suites de couches ne paraissent être nullement influencées par l'emploi de l'antipyrine contre les tranchées.

L'antipyrine ne s'élimine pas par le lait et ne peut, par suite, avoir aucune action nuisible sur le nouveau-né allaité par sa mère.

La voie stomachale est préférable à toute autre ; un gramme d'antipyrine par grande cuillerée d'eau aromatisée, et glacée au besoin, constitue le meilleur mode d'absorption. La voie rectale doit être réservée pour les cas où il y a intolérance du côté de l'estomac.

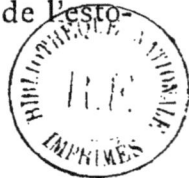

21

Bordeaux. — Imp. BONNARD, 91, rue Porte-Dijeaux.

www.ingramcontent.com/pod-product-compliance
Lightning Source LLC
Chambersburg PA
CBHW071338200326
41520CB00013B/3022